Allan.

T. 125
e
2

Te 125/2

DISSERTATION

SUR

LE FORCEPS,

AVEC LE TEXTE LATIN.

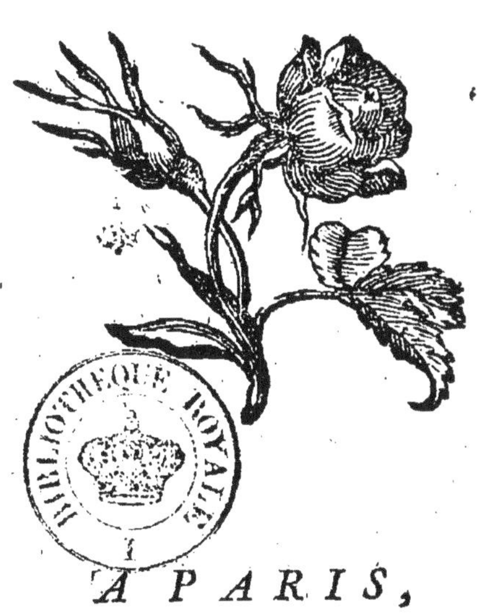

A PARIS,

Chez LE BOUCHER, Libraire du Châtelet, au coin des rues du Marché-Palu & de la Calendre, en la cité, à la Prudence.

1789.

A MONSIEUR PIET,

CONSEILLER *du Comité perpétuel de l'Académie Royale de Chirurgie, Professeur-Démonstrateur Royal des Accouchemens, chargé par brevet du Roi de secourir les femmes indigentes dans les accouchemens difficultueux, ancien Prévôt du College, &c.*

VOUS avez été témoin, mon cher confrere, des vives discussions qu'a fait naître dans le sein de l'Académie la lecture de l'Ouvrage que je présente au public. Je m'attendois bien que la théorie de l'Auteur ne seroit point du goût de tout le monde, sur-tout de ceux qui verroient que l'on attaque sans ménagement les nouveaux préceptes qu'ils prétendent établir dans l'art des accouchemens. Suivant ces Messieurs, il n'est plus permis d'élever aucun doute, lorsqu'ils ont prononcé ; il faut jurer aveuglément sur leur parole comme sur leurs écrits : malheur à l'écrivain qui osera tenter de les contredire.

Cependant je vous ai vu prendre hautement la défense de l'Auteur. Qu'en est-il résulté ? On vous a répondu ; mais vos objections restent encore dans toute leur force. M. *Sabatier*, pour qui rien n'est étranger dans l'art de guérir, a cru devoir aussi proposer des doutes sur la nécessité et sur l'impossibilité d'aller saisir, avec le forceps, la tête de l'enfant au-dessus du détroit supérieur ; ses objections étoient précises ; eh bien, il n'a pas été plus heureux ; l'autorité de ces Messieurs est au-dessus de tout raisonnement ; de plus ils répondent : *Smelie l'a dit ;* c'est leur oracle. Leur oppose-t-on Levret ? Levret n'a point, selon eux, le mérite d'avoir reculé d'un point les bornes de l'art des accouchemens ; c'est Smelie qui a tout fait ; c'est cet homme unique, disent-ils, auquel on est peut-être redevable de cette courbure du forceps si heureusement imaginée, et qui a tant fait d'honneur au génie de Levret ; car ils ont l'injustice de soupçonner cet homme célebre de n'avoir été que le plagiaire de l'Anglois, et de publier leurs soupçons. Qu'ils vérifient les dates, ils verront que Levret publia cette courbure en 1747 ; qu'en 1751 , pour répondre à Boehmer qui l'avoit attaqué , sans ménagement , Levret fit graver son instrument corrigé , à la suite de la seconde partie de son Ouvrage ; que Smellie n'a écrit qu'en 1752 , qu'il ne parle de cette courbure qu'en 1754 , et encore voici ce qu'il en dit : « Il y avoit quelques années » que j'avois inventé cette paire de for» ceps , aussi-bien que d'autres Prati» ciens (t. 3. pag. 212) ». *Inventé aussi-bien que d'autres Praticiens* , cette expression est singuliere ; quand , sept ans après les autres , on invente comme eux , on n'invente pas, on copie , et c'est ce qu'a fait Smellie ; mais on ne veut pas avouer qu'on n'a fait que copier ; c'est encore ce que par amour propre a fait Smellie. Il est donc constant que la courbure du forceps est due à Levret ; il l'a même revendiquée sur Smellie (1) ; et il est bien étrange que ses compatriotes aient la cruauté de vouloir le dépouiller de ce qui lui est propre , pour en faire honneur à un étranger , qu'ils s'acharnent à élever sur ses ruines.

---

(1) Voy. Accouchemens laborieux , édition 1770.

Sans doute que si notre Auteur eût adopté les principes de ces Messieurs, son ouvrage n'auroit point essuyé autant de contradictions ; on l'auroit peut-être exalté au détriment de la vérité, et je ne me verrois point dans la nécessité de le soumettre au jugement du public. L'Auteur m'en a imposé strictement la loi, et j'y souscris d'autant plus volontiers, que je ne vois point qu'il se soit écarté des vrais principes ; je n'y vois au contraire rien qui ne soit réfléchi et écrit d'après une expérience raisonnée ; j'en appelle à votre jugement.

Néanmoins ces Messieurs affectent de dire que cet Ouvrage n'est point d'un Accoucheur, parce que l'Auteur nie formellement la possibilité de mettre en pratique les nouveaux préceptes qu'il analyse, et qu'il les regarde non sans raison comme le fruit d'une imagination exaltée. En ce cas, il faudra convenir qu'il y a bien peu d'Accoucheurs, car j'en connois de la plus haute considération dans la Capitale qui pensent comme lui, et vous-même qui avez l'air de ne vous en tenir qu'à des doutes . . . . enfin M. Herbiniaux qui exerce avec distinction l'art des Accouchemens à Bruxelles, &c.

Ce n'est pas tout, il falloit encore prévenir l'Académie contre l'Auteur, qu'on s'est efforcé de peindre comme un homme qui ignore les premiers élémens de l'art, en un mot comme un intrus dans la pratique des accouchemens. Le style de la dissertation de mon ami est encore moins ménagé ; on dénonce son Ouvrage comme une diatribe indécente et injurieuse envers un de nos confreres très-estimable. Cette dénonciation, il est vrai, n'a point pris faveur ; elle a tourné contre celui qui la faisoit ; il n'a même pas eu la petite satisfaction d'être entendu jusqu'au bout.

Telle est donc la conduite de nos docteurs modernes, qu'ils ne respectent même pas la vérité, quand il s'agit de nuire à ceux qui veulent combattre la doctrine qu'ils enseignent. Il eût été sans contredit plus honorable d'opposer des raisons contradictoires, le champ étoit vaste, l'occasion on ne peut pas plus belle ; mais l'orateur en s'écartant des regles de l'équité que sa mission lui prescrivoit, s'est montré bien inférieur à la matiere qu'il essayoit de traiter.

Je l'ai sous les yeux cette dénonciation puérile, je la conserve comme un monument du savoir de son auteur : mais, dit ce dernier, l'Auteur de la dissertation attaque un instrument qu'il ne connoît qu'en peinture ; il faut avoir la vue bien courte pour tenir un pareil langage. Eh-bien, moi, je soutiens que l'instrument a été critiqué sur l'instrument lui-même, l'ouvrage le démontre ; mais c'est une énigme que je ne leur expliquerai point ; je jouis de leur inquiétude à cet égard. Si notre Auteur a eu la modestie de faire entendre le contraire, c'est par ménagement pour l'inventeur : comment en effet auroit-il pu connoître la mécanique du nouveau forceps, et sur-tout la mobilité de la traverse du manche qui n'est point annoncée dans la gravure ? Le bon sens dicte qu'il est impossible que l'Auteur n'ait point eu entre les mains l'instrument qu'il analysoit. Mais, dira-t-on, il parle de trois ouvertures pour recevoir l'extrémité de la vis, et il n'y en a qu'une. D'accord. Ne voit-on pas que c'étoit pour indiquer, sous l'apparence du défaut de mémoire, une correction, parce qu'il a vu que le trou quarré long étoit un grand défaut ? N'est-ce pas notre Auteur aussi qui a fourni l'idée de diminuer le poids de l'instrument, puisqu'enfin depuis que sa dissertation a été lue, le Coutelier a été occupé à le reforger, le limer, et qu'enfin on a encore tâché de le rendre moins pésant de quelque chose ? vous vous en êtes convaincu par vous-même.

Mais je m'apperçois que le sujet m'emporte au-delà des bornes que je m'étois prescrites ; je ne sais quel accueil le public fera à l'ouvrage que je soumets à son jugement. C'est une critique, j'en conviens, mais elle est décente. C'est par le choc des opinions que la vérité se découvre ; les sciences et les arts seroient encore au berceau sans les discussions raisonnées. Pour qu'on puisse juger de son mérite, j'ai cru devoir mettre le texte latin à côté de la traduction.

En publiant cet ouvrage sous vos auspices, mon cher confrere, je ne puis laisser ignorer que vous avez bien voulu m'aider de vos conseils et sur la traduction, et sur les notes que j'ai hasardé d'y joindre. On n'en sera point surpris, quand on saura que vous avez guidé mes premiers pas dans l'étude et la pratique des accouchemens ; que vos conseils ne me manquent jamais, toutes les fois que je rencontre des cas épineux.

C'est à tous ces titres que je vous prie d'agréer l'hommage de ma reconnoissance et de mon respect.

Je suis, mon très-cher confrere,

Votre très-humble et très-obéissant serviteur ALLAN.

DE FORCIPE
OBSTETRICIA.

Instrumentorum farragine artem obstetriciam, à veteribus obrutam fuisse fatendum est. Attamen, si æquo juvat rem pensare animo, non tam acri dignos esse increpatione patebit. Observaverant enim exitum maturi fœtus è sinu materno, etsi erat caput in debito positu, nonnumquam vires et conatus enitentis elusisse, & persæpè hujus expulsioni imparem esse naturam; machinam quamlibet naturæ vicariam his in angustiis in auxilium accire necesse censerunt.

Jam certatim se torserunt, alii illam, istam alii procuderunt, uncum ille, volsellam alter fabricabat, laqueum laudabat iste; uno verbo, diversam suæ machinæ formam, diversam speciem, juxta suam unusquisque fingebat venam.

Cum autem multo labore fabrefactæ machinæ, etsi unicuique mirum & graphicum videbantur

DISSERTATION
SUR LE FORCEPS.

ON ne peut difconvenir que les anciens n'aient furchargé l'art des accouchemens, d'un fatras d'inftrumens; cependant fi on veut examiner la chofe fans partialité, on verra qu'ils ne méritent point d'auffi vifs reproches qu'on pourroit le croire. Ils avoient en effet quelquefois obfervé que quoique la tête de l'enfant fe préfentât dans la meilleure fituation poffible, les plus violens efforts de la mere étoient inutiles & que l'accouchement étoit au-deffus des forces de la nature; ils ont donc penfé que dans ces cas malheureux on ne pouvoit fe difpenfer d'avoir recours à un inftrument quelconque.

Dèflors ils ont fait à l'envi les plus grands efforts, les uns en ont imaginé d'une maniere, les autres d'une autre, celui-là employoit un crochet, celui-ci des tenettes, un autre préféroit le lacs, en un mot chacun, d'après fon idée, fabriquoit un inftrument d'une forme & d'une efpèce différente.

Mais ces moyens qui avoient couté tant de peine & de travail, fe trouvant inutiles dans la

inventori, in praxi inanes se præberent, recudebant, novas excogitabant formas, quod invenerat ille, emendabat alter, quod rectum incurvabat, &c. &c.

Insuper quod excuderant antecessores, respuebant posteri. Hos magno conatu nugas egisse, & incassum sudasse, propriâ edocti experientiâ, opus incudi reddebant, retractabant, vel nova edebatur fœtura : sicque per sæculorum millia avorum instrumentis nova addita sunt instrumenta, hinc tot & inania ferramenta.

Una sufficiebat machina conducibilis, hanc unam efflagitabant veteres, sed nondum exortus erat alter *Phidias*, ægregiam in marmore latentem statuam educturus ; nemini huc-usque contigerat scopum attingere, & tam præstanti munere artem obstetriciam donare ; qui honos nostro servabatur ævo. Inventa est forceps, nova exinde eluxit dies, omniaque ferè priora exularunt instrumenta.

pratique, quoique chaque auteur respectif crut son invention admirable & parfaite; on se remettoit à l'œuvre, on imaginoit de nouvelles formes, on corrigeoit les anciennes, on courboit ce qui étoit droit , &c. &c.

Outre cela, ce que les premiers avoient inventé étoit rejetté par leurs successeurs ; ces derniers convaincus, par leur expérience, que leurs prédécesseurs avoient travaillé en pure perte, corrigeoient, réformoient, ou travailloient à de nouvelles inventions; c'est ainsi que pendant des siécles on a ajouté machine sur machine, de là sont venus tant & d'inutiles instrumens (1).

(1) De tout ce qui vient d'être dit, on doit sentir que l'Auteur entend parler des instrumens qui ont été imaginés pour terminer les accouchemens laborieux dans les cas d'enclavement.

Il n'en falloit qu'un seul, c'est-là où tendoient les recherches des anciens; mais il falloit un second *Phidias*, capable de tirer d'un bloc de marbre une superbe statue qui y étoit renfermée, & cet homme n'étoit pas encore né ; personne jusques-là n'avoit eû le bonheur d'atteindre le but, & d'enrichir l'art des accouchemens d'une si précieuse découverte ; cet honneur étoit réservé à notre siécle. Le forceps a été inventé, cet instrument, en répandant un nouveau jour, a fait proscrire presque tous les autres (2).

(2) C'est presque le seul qu'on emploie à présent pour déclaver la tête arrêtée dans le bassin : quelques Accoucheurs à la vérité conseillent le levier dans certains cas ; mais outre qu'il y a peu de personnes qui fassent usage de cet instrument , il est constant qu'il ne peut que très-rarement suppléer le forceps.

De tam eximio, & tam felici invento dicere
est animus. De variis autem qui illud sibi vin-
dicarunt auctoribus agere supervacaneum exis-
timo, sic & de diversis quas experta est forceps emendationibus. Una tamen & nuperrima
perutilis mihi videtur, de quâ non silebo; antea
de forcipis utilitate & usu, id est, de casibus
qui hujus opem advocant, disseram; dein disquirendum veniet an tam grande sit in decus-
sandis & conjungendis hujus instrumenti cruribus negotium, ideoque an nova præstet quam
illi subrogat, & gloriosè prædicat, quidam Neo-
tericus, ponderosa machina.

Jam de forcipis utilitate consentiunt omnes,
silentque impii detractores; compertum est
enim quoties infantis caput in pelvi præpeditur
adactum, & incuneatur, ergastulum solvére
primum & præcipuum hujus instrumenti esse
officium & munus; at quid sit incuneatio, satis
notum; assignanda [tantùm veniunt & variæ incuneationis species, & quæ rem eò deductam
esse indicant phœnomena.

Variè potest incuneari caput fœtus in pelvi;
vel enim undequaquè premitur & circumsidetur,
vel utrinquè tantùm à pelvis ossibus coercetur,
vel demum ab unâ solum parte procedit obex.

Tota capitis peripheria in pelvi circumclu-

C'est de cette belle & heureuse découverte que j'ai intention de parler. Je pense qu'il est inutile de faire mention de ceux qui l'ont révendiquée, ainsi que des différentes corrections que l'on a fait subir depuis à cet instrument. Il en est cependant une toute nouvelle que je trouve fort avantageuse, sur laquelle je ne puis garder le silence ; mais auparavant j'examinerai quelle est l'utilité, & quel est l'usage du forceps, c'est-à-dire, dans quels cas il faut y avoir recours ; je discuterai ensuite s'il est si difficile de croiser & de joindre les branches de cet instrument, & parconséquent si on doit lui préférer la nouvelle & lourde machine qu'un de nos modernes exalte, & prétend lui substituer.

Tout le monde convient aujourd'hui de l'utilité du forceps ; ses détracteurs sont enfin forcés au silence ; car on sçait que toutes les fois que la tête d'un enfant est arrêtée dans le bassin, & qu'elle y est enclavée, on ne peut lever l'obstacle & l'attirer au dehors qu'avec cet instrument. Il seroit superflu de dire ce que c'est que l'enclavement, personne ne l'ignore ; je me contenterai d'en indiquer les différentes espèces, & les phénomenes auxquels on peut le reconnoître.

La tête du fétus peut être enclavée dans le bassin de différentes manieres ; ou elle est pressée de toutes parts & dans toute sa circonférence, ou elle n'est comprimée que sur les côtés, ou enfin l'obstacle ne se trouve que dans un seul point.

Toute la circonférence de la tête est resserrée,

ditur, si sit caput crassius, pelvisque diametros mole suâ superet; idem eveniet, si transversè vel obliquè fuerit prægressum, vel si præcesserit vultus, seu tota facies procedat, seu faciei pars quælibet, in utroque enim casu diagonicè positum caput sit æquo longius.

Ab utroque latere detinetur caput infantis, cum à se invicem non genuinè distant ischiorum tubera, vel quando sunt introrsùm depressæ & pubium symphisis, & ossis sacri interna superficies, proindèque à fornicis formâ aberrat pelvis cavum.

Deniquè ab uno tantùm puncto pendet incuneatio, si nimia sit solius symphisis pubium, vel solius ossis sacri introrsùm depressio; si obliquè situm caput in unum è tuberibus ischiorum arietet; si deniquè conferruminati coccygis officuli retrocessionem abnuunt.

Quoad incuneationis causas, patet vel nimiam in pelvi benè ordinatâ capitis crassitiem, vel pravum situm; vel pelvim angustatam, vel tandem vitiatam plus aut minus hujus ossium structuram incuneationi ansam præbere.

lorſque par ſon trop de volume elle eſt diſpro-
portionnée aux diamétres du paſſage qu'elle doit
traverſer, il en ſera de même ſi elle deſcend en
travers ou obliquement, ou ſi c'eſt la face qui
ſe préſente, ſoit en totalité, ſoit en partie ; car
dans l'un ou l'autre cas ſa ſituation diagonale lui
dònne trop de longueur.

La tête de l'enfant eſt retenue par les côtés,
quand il n'y a point une diſtance convenable
entre les tuberoſités des os iſchium, ou lorſque
la ſymphiſe du pubis & la face interne du ſacrum ſont déprimées en dedans, & que par-
conſéquent la cavité du baſſin n'a plus la forme
d'une voute.

Enfin l'enclavement ne dépendra que d'un
ſeul point, ſi le pubis ou le ſacrum ſeul ſe trouve
déprimé en dedans. Il aura encore lieu de
cette maniere, ſi la tête de l'enfant deſcend
obliquement, & vient heurter contre la tubé-
roſité d'un des iſchium, ou ſi les pieces du
coccix ſe ſont ſoudées, & qu'elles ne puiſſent
être repouſſées en arriere (1).

(1) On pourroit à la rigueur dire que ce n'eſt point là le
véritable enclavement ; mais comme l'Auteur a eu en vue de
raſſembler toutes les cauſes qui peuvent arrêter les progrès de
la tête engagée dans le baſſin, et s'oppoſer à ſa ſortie, il n'a
pas dû omettre les obſtacles dont il fait mention ; comme ſon
deſſein eſt de traiter quelque jour cette matiere, il a évité
ici d'entrer dans des détails qui l'auroient entraîné trop loin.

A l'égard des cauſes de l'enclavement, il eſt
évident que dans un baſſin bien conformé, ce
ſera le trop de volume de la tête de l'enfant, ou
ſa mauvaiſe ſituation ; ou bien ce ſera l'étroi-
teſſe de [illegible], ou un vice de conformation plus
ou moins conſidérable.

In quâ autem pelvis fede fiat incuneatio, nondum ftrictè fuit definitum; nemo nefcit inter infimum fretum vulgatiùs incuneari caput, & hanc fedem incuneationis exclufivam cenferat *Cel. Levret*, cui etiam affenfi funt complures.

Magna eft mea erga profefforem meum pietas, illi tamen affentiri hac de re non liquet; etenim fi folam confulas rationem, per fretum fuperius, fic & in medio pelvis cavo, caput incuneari poffe patebit. Nonne fi perverfa fit pelvis ftructura, & vitii particeps poterit effe fretum fuperius? nonne itidem pelvis, & cavo & freto inferiori benè compofitis, poterit anguftari fretum fuperius? preterea nonne utroque freto fymmetricè difpofitis, vel non, poteft coarctari pelvis cavitas?

Infuper quod fuadet ratio, confirmat expérientia; rariùs quidem incuneatur caput juxta fretum fuperius, quàm in inferiori; nonnun-

On

(17)

On n'a pas encore déterminé avec précifion dans quel endroit du baffin fe fait l'enclavement. Perfonne n'ignore que c'eft le plus communément au détroit inférieur ; le célébre *Levret* même n'a jamais cru qu'il pût avoir lieu dans un autre endroit ; & beaucoup d'accoucheurs ont adopté fon opinion.

Je refpecte infiniment la mémoire de mon maître, mais je ne puis être de fon fentiment fur ce point (1). Le raifonnement feul nous dit que la tête peut s'enclaver au détroit fupérieur ainfi que dans la cavité du baffin ; car fi le baffin eft mal conformé, le vice de conformation peut n'avoir lieu qu'au détroit fupérieur ; d'où il fuit que ce détroit peut être retreci ou vicié, quoique la cavité & le détroit inférieur aient leurs juftes dimenfions ; en outre les détroits tant fupérieur qu'inférieur peuvent être bien proportionnés & la cavité retrecie.

(1) On prétend que notre Auteur est ici dans l'erreur sur ce qu'a dit Levret par rapport au lieu où fe fait l'enclavement, et on lui oppose un passage de ce dernier conçu en ces termes : » Le premier cas, dit Levret, où l'on peut se fervir du forceps » dans un bassin bien conformé , est essentiellement lorsque la » base du crâne est encore placée au-dessus du détroit supérieur » des os du bassin, pendant que le casque osseux est dans le » vagin » ; c'est-là, dit-on . on jamais, l'enclavement de la tête dans le détroit supérieur. Ceci demanderoit d'être discuté , s'il n'étoit pas notoire que M. Levret, que nous avons tous connu, n'admettoit l'enclavement qu'au détroit inférieur.

De plus, l'expérience vient à l'appui du raifonnement. A la vérité il eft plus rare de voir l'enclavement au détroit fupérieur qu'à l'inférieur (2). Cependant on l'a obfervé plus d'une

(2) Ce n'est pas voir comme les autres, ou c'est avoir une expérience toute différente de celle d'autrui, que de nier cette affertion comme on l'a niée.

B

quàm tamen in praxi occurrit , & nullus inter practicos inficias ibit.

Sic & ipfum intra pelvis cavum , fi nempe ut dictum eft , nimis convexa fit interna offis facri fuperficies , vel nimiùm depreffa pubium fymphifis ; quod non rarò evenit ; & etiam licèt fuas habeat exactiones pelvis , facilius incuneabitur caput , fi obliquè fuerit progreffum.

At non fola capitis metuenda incuneatio ; poteft quoque incuneari pars trunci infima. Quod tamen negarunt complures ; fed ab oculis difpulit caliginem experientia ; fæpè fæpiùs enim evenit ut , ruptis membranis , fefe offerant clunes : tunc replicatus infans vel folius naturæ viribus expellitur , vel pro re natâ pedibus eliminatur , vel denique fidenti animo naturæ commiffus pedetentim progreditur , & partum crederes in limine ; at fpes irrita , diù diftinetur , hæret immotus , fefe præbent incuneationis phœnomena , & reipfa extat incuneatio.

Diverfa & antecedunt & concomitantur incuneationem capitis fymptomata , feu æquivoca , feu pathognomonica. Acribus fcilicet fub initio torquetur prægnans doloribus ; qui dolores in regione lumborum orti non ultrà propagantur , nullumque tenent expultricis doloris caracterem : interea non modò queritur languida & exagitata mulier , fed fit admodum loquax &

fois au détroit supérieur, & il n'eſt point d'accoucheur qui n'en convienne.

On obſerve auſſi l'enclavement dans la cavité du baſſin, car cet enclavement peut arriver
ſi comme il a été dit plus haut, le ſacrum ſe
trouve trop applati, ou ſi la ſymphiſe du pubis
eſt déprimée en dedans, ce qui n'eſt pas très-
rare ; enfin l'enclavement peut avoir lieu, quoique le baſſin ſoit bien conformé, ſi la tête deſcend obliquement.

La tête n'eſt pas la ſeule partie de l'enfant qui
puiſſe être enclavée ; la partie inférieure du
tronc peut l'être auſſi ; on a cependant nié que
cela pût arriver, mais l'expérience a déſillé les
yeux ſur ce point. En effet, il arrive très-ſou-
vent qu'après la rupture des membranes les feſſes
ſe préſentent, alors ou la nature ſe ſuffit pour
l'expulſion de l'enfant en double, ou on en fait
l'extraction par les pieds, ou enfin l'accouchement confié aux forces de la nature fait des progrès & ſemble être ſur le point de ſe terminer ;
on attend, mais envain, l'enfant eſt retenu, il ne
fait plus de progrès, les ſymptomes de l'enclavement s'annoncent, en effet il exiſte.

Il y a différens ſymptomes qui précedent
& accompagnent l'enclavement de la tête, ils
ſont équivoques, ou pathognomoniques. Au
commencement la femme eſt en proie à de
vives douleurs qui ſe font ſentir dans la région
des lombes où elles ſe terminent, & elles n'ont
aucun caractere de douleurs expultrices ; la
femme eſt languiſſante & agitée ; non-ſeulement
elle ſe plaint, mais encore elle parle & babille
ſans diſcontinuer. Cet état fâcheux dure quel-

garrula; qui molestus ille status nonnunquàm biduo plùs minùsve perdurat, etsi adhibitis venæ sectione, balneis, enematis, &c. nulli toto hoc tempore extant ingenui ad partum dolores. His signis futuram olfacit incuneationem expertus obstetricans; sunt tamen admodùm æquivoca.

Cum tempore tamen efficaciores fieri videntur dolores; coacervatis aquis tument membranæ, rumpuntur; minutatìm viam procedit infantis caput, sed tardi sunt progressus. Non prorsùs tamen irritus fit enitentis labor, & multos demùm post sudores, longumque tempus progressum est caput. Ast eheu! in vertice nascitur tumor, subitò mutatur dolorum indoles, pungentesque fiunt & acerrimi, sed breves nulliusque frugis, & paulò post omninò subsident.

Nullum inter hæc de incuneatione superest dubium, immotum hæret caput, tumoris in vertice nati sensim augetur moles, & in conspectum ferè se præbet: vehementer jactatur mulier, quandoque delirat, nulla fit, neque fieri potest excretio, tument genitalia, uno verbo, nisi in promptu sit ars auxiliatrix, graviora urgent symptomata, pejorque minatur sequela.

Quod dictum de capitis incuneati symptomatis, si pauca excipias, ad incuneationem quoque clunium attinet.

quefois deux jours plus ou moins, malgré les
faignées, les bains, les lavemens, & autres
moyens indiqués, tant qu'il dure il n'y a point
de vraies douleurs. Un accoucheur expérimenté
préfage l'enclavement à ces fignes, ils font cependant
équivoques.

Avec le tems les douleurs femblent devenir
plus efficaces, les eaux fe forment, les membranes
bombent, elles fe rompent, la tête de
l'enfant s'engage peu à peu, mais très-lentement.
Les efforts de la femme ne font cependant pas
tout-à-fait inutiles, car enfin après beaucoup de
travail & de douleurs la tête s'eft avancée; mais
il fe forme une tumeur fur le vertex, les douleurs
changent de nature, elles deviennent poignantes
& très-vives, mais elles fe coupent &
ne produifent aucun avancement, & bientôt
après, elles ceffent tout à fait.

Alors on ne peut plus douter de l'enclavement,
la tête eft reftée immobile, la tumeur du
vertex s'accroît & vient prefqu'à vue. La femme
eft violemment agitée, elle délire quelquefois;
il ne fe fait, ni ne fe peut faire aucunes excrétions,
les parties génitales fe gonflent; en un
mot fi l'art ne vient promptement au fecours,
les fymptomes les plus graves fe manifeftent, &
le plus grand danger menace.

Ce que je viens de dire des fymptomes de
l'enclavement de la tête peut fe rapporter à peu
de chofes près à celui des feffes.

Hæc autem sunt symptomata futuræ & jam factæ incuneationis in inferiori pelvis parte ; eadem ferè sunt quæ nuntiant futuram per fretum superius & pelvis cavum. At unicum est his in sedibus factum , scilicet , si perdiù moratur sine ullo progressu caput , etsi urserunt & urgere pergunt dolores acuti , sed malè indolis ; accidit quoque tumor in capite.

Dum incuneatur caput in inferiori freto , in forcipe unicam spem esse apud omnes in confesso est ; sed non idem sentiunt , si sit incuneata pars truncei infima ; adversi sunt enim complures *celeb. Levret* , qui forcipis quoque usum in hoc casu suaserat. Ast ego propriâ fretus & non ita pridem experientiâ , optimè succedere forcipem ad solvendam clunium incuneationem assero.

Ad forcipem quoque erit confugiendum , si incuneationis sedes sit , vel fretum superius , vel ipsummet pelvis cavum ; sed aliter dimensâ forcipe & additâ quæ dicetur infra elongatione.

Tels font les fymptomes qui préfagent & qui dénotent l'enclavement au détroit inférieur. Ce font à peu près les mêmes qui font craindre qu'il n'ait lieu au fupérieur & dans la cavité du baffin. Mais il n'y en a qu'un feul qui indique qu'il y exifte, c'eft lorfque la tête y eft arrêtée très-longtems fans faire le moindre progrès, quoiqu'il y ait eu précédemment & qu'il y ait encore des douleurs aigues, mais de mauvaife nature; il fe forme auffi une tumeur fur le vertex.

Quand la tête eft enclavée au détroit inférieur, tout le monde convient que le forceps eft l'unique reffource; mais tous ne penfent pas de même fi c'eft la partie inférieure du tronc qui eft enclavée; le célebre *Levret* avoit auffi confeillé l'ufage de cet inftrument dans ce cas, mais il a trouvé bien des contradicteurs; pour moi, convaincu par ma propre expérience, & même depuis peu, j'affure que le forceps réuffit parfaitement dans cette efpèce d'enclavement (1).

(1) L'Auteur ne parle ici que d'après fon expérience, et s'il pouvoit refter quelques doûtes à cet égard, il me feroit facile de les diffiper, en rapportant des obfervations non-feulement de plufieurs Accoucheurs en réputation, mais encore quelques-unes qui me font propres. Quoique l'on convienne de la poffibilité de cette opération, on objecte que dans certains cas elle peut être nuifible, et qu'on s'expofe à fracturer, et même à *écraser* les os des iles : fi cela eft arrivé ainfi qu'on l'affure, je ne crains pas de répondre avec Celfe, *non crimen eft artis, fi quod profefforis eft.*

C'eft au forceps auffi qu'il faut avoir recours quand l'enclavement a lieu au détroit fupérieur ou dans la cavité du baffin; mais il faut que les dimenfions de l'inftrument foient différentes & qu'il ait plus de longueur, comme je le dirai plus bas.

His finibus non continetur forcipis officium; latiùs regnat, & plures alii casus hujus instrumenti efflagitant operam; quotiescumque periculum est in morâ, & nisi citò educatur infans, de sorte suâ in dubium venit prœgnans, erit forceps salutis anchora : porrò si hæmorragiâ corripiatur, si convellatur, si prostratæ fuerint vires, si apoplexiâ syderetur, &c. at apprimè notandum est adhibendam tantummodò esse forcipem posito quod taxis ope tutò non possit extrahi fœtus, & sit prorsùs impedita conversio in pedes.

Auxilium quoque afferet forceps, si jam, arreptis pedibus, & infante collo tenus adducto, inanes sint ad extrahendum caput adhibiti nisus, fixumque hæreat, seu in superiori pelvis freto, seu in ipso pelvis cavo; quæ si caput ita apprehensum & devinctum non prorsus foras adducit, saltem repagulum solvit, moxque levi obstetricantis conatui cedit caput, & penitùs eliminatur infans, ut mihi semel evenit in praxi.

Erit demum forceps perutilis, si urgentibus ad partum doloribus prolabatur uterus, caput infantis involvat, & unà cum illo in vaginam descendat. Idem erit si collapsa vaginæ membrana interior, in speciem tumoris circulati caput cingentis se offerat. In utroque casu, inter seu uteri seu vaginæ parietes & caput, intromittatur

L'ufage du forceps ne fe borne pas aux cas que je viens d'expofer ; il en eft beaucoup d'autres qui le requierent ; toutes les fois que le moindre retard eft dangereux , & que la femme court rifque de fa vie fi l'accouchement n'eft promptement terminé, le feul moyen de la conferver , c'eft d'appliquer le forceps ; c'eft-à-dire, s'il y a perte, ou convulfions, fi la femme a perdu fes forces , fi elle eft tombée en apoplexie, &c. &c.; mais une remarque effentielle à faire , c'eft qu'on ne doit appliquer cet inftrument , que quand on ne peut procurer fûrement la fortie de l'enfant avec le fecours de la main, & quand il eft impoffible d'en aller chercher les pieds pour en faire l'extraction.

Le forceps fera encore d'un grand fecours, fi, après avoir faifi les pieds & attiré l'enfant jufqu'au cou, toutes les tentatives que l'on fait pour extraire la tête font inutiles, & que cette tête foit arrêtée, ou au détroit fupérieur ou dans la cavité du baffin; fi par le moyen de cet inftrument on ne peut amener au dehors la tête, quoique bien faifie, du moins on lève l'obftacle, bientôt elle cède au moidre effort, & l'accouchement fe termine , j'en ai un exemple.

Enfin le forceps fera très-utile, fi pendant le travail , la matrice defcend avec la tête de l'enfant qu'elle tient comme enveloppée, & qu'elle tombe avec lui dans le vagin. Il en fera de même fi la membrane interne du vagin fe précipite , & fe préfente autour de la tête en manière de bourrelet; dans l'un & l'autre cas , il faut introduire l'inftrument entre les parois de la matrice ou du vagin , & la tête; par ce moyen on fera l'extraction de l'enfant ; ou bien en écar-

forceps, & hujus ope educatur infans ; vel tantummodò divaricatis inftrumenti cruribus per unumquemque dolorem retineatur uterus vel vagina, ut capiti via pateat.

Occurrunt forfan alii cafus, vel alia impedimenta quæ ad forcipem compellunt, quæ mihi nondum in praxi obvenerunt, nuncque in mentem non incidunt ; fed quantùm licuit, quæ cognofco indigitavi, & oblatâ occafione, omiffa fupplebit rerum prudens chirurgus.

Solvenda occurrit quæftio, fcilicet, an in certis cafibus obftetricanti detur optio inter forcipis ufum & converfionem infantis in pedes, ut afferunt quidam. Pro certò tenendum, & axioma efto, quotiefcumque poteft fine periculo converti in utero, & manûs ope, arreptis pedibus, extrahi infans, toties reluctari forcipem ; & viciffim quoties ita provectum eft caput infantis feu per fretum inferiùs, feu per fuperius, fine ingenti periculo non poffe in pedes converti infantem ; proindeque inevitabilem effe forcipis ufum, quod ita perfpicuum, ut ferio non dignum fit argumento.

Jam de forcipis dimenfionibus agendum : vel

tant fimplement les branches de l'inftrument, on retiendra la matrice ou le vagin, pendant chaque douleur, pour donner paffage à la tête.

Il fe rencontrera peut-être d'autres cas, ou d'autres obftacles qui forceront d'avoir recours au forceps; j'ai indiqué autant que j'ai pu ceux qui font à ma connoiffance, ce font les feuls qui fe foient préfentés dans ma pratique, il ne m'en vient point d'autres à l'efprit. S'il s'en rencontre, un accoucheur prudent & fage fçaura fuppléer à ce que j'aurai pu omettre.

Il fe préfente actuellement une queftion à réfoudre, fçavoir, fi dans certain cas l'accoucheur a le choix d'employer le forceps, ou de retourner l'enfant, comme quelques-uns l'affurent. On doit regarder comme certain & même comme un axiome, que toutes les fois qu'on peut fans danger retourner l'enfant, & l'amener pas les pieds, il faut s'abftenir d'appliquer le forceps; & de même toutes les fois que la tête eft affez engagée ou dans le détroit inférieur, ou même dans le fupérieur, on court les plus grands rifques à retourner l'enfant, & parconféquent on ne peut fe difpenfer d'appliquer cet inftrument, ce qui me paroît fi évident que je crois inutile de m'occuper férieufement à le prouver (1).

(1) Cette affertion est sans doute bien oppofée, et même diamétralement contradictoire à l'opinion que disent avoir, et n'ont certainement pas, quelques Accoucheurs modernes: ils conviendront néanmoins de sa justesse, quand, libres de préjugé, ils se rendront à ce que l'expérience leur apprendra.

Il faut parler à préfent des dimenfions du for-

indictum intelligitur Levretianam forcipem præcellentiorem nobis videri , & de illâ tantùm agi.

Quæ igitur forceps duabus conftat gemellis partibus , quarum unaquæque in tres alias poteft iterùm dividi , nempe partem fuperiorem curvam , quam lacertum dicemus ; inferiorem quæ crus vel manubrium poteft dici , & excavatum inter utrumque interftitium , quod eft juncturæ fedes.

Unicuique forcipis gemellæ affignaverat Cel. Levret quindecim unciarum longitudinem , quarum octo lacertis , fex cruribus , & unam juncturæ , quæ juxta eum fufficiebat longitudo ad folvendam incuneationem in omni cafu , & reipsà fi ut cenferat vir illuft. à nimis angufto inter ifchiorum tubera fpatio , vel à conferruminatis coccygis officulis únicè penderet incuneatio , id eft , fi in infimâ pelvis parte folâ fieri poffet , fic dimenfa forceps obicem fuperaret ; at multis in cafibus huic eft impar operi.

Scilicet , fi fit fretum fuperius, vel altior pelvis cavea pars incuneationis locus; fi quoque, arreptis pedibus , & collotenus adducto infante, hæreat caput immotum in freto fuperiori , nifusque eludat obftetricantis ; experientiâ enim

ceps: on comprend fans doute qu'il eft queftion de celui de *Levret*, c'eft celui qui me paroît préférable.

Cet inftrument eft compofé de deux branches jumelles, dont chacune peut être divifée en trois parties, une fupérieure courbe que l'on nomme ferre ou pince, une inférieure qui eft le manche, & l'intervalle creux qui eft entre les deux, où fe fait la jonction des branches, fe nomme l'*entablure*.

M. Levret avoit donné à chaque branche quinze pouces de longueur, dont huit pour les ferres, fix au manche & un pouce d'*entablure*. Suivant lui, cette longueur fuffifoit dans tous les cas ; & en effet, fi comme il le croyoit, l'enclavement ne dépendoit que du trop peu de diftance entre les tubérofités des ifchions ou de la foudure du coccyx, c'eft-à-dire, fi l'enclavement ne pouvoit avoir lieu qu'à la partie inférieure du baffin, un forceps de cette longueur feroit fuffifant pour vaincre l'obftacle ; mais il y a bien des cas où cette longueur ne fuffit pas pour remplir l'objet auquel il eft deftiné.

Ce fera envain par exemple qu'on l'appliquera fi l'enclavement a lieu au détroit fupérieur, ou à la partie la plus élevée de la cavité du baffin, & de même fi après avoir faifi les pieds & attiré l'enfant jufqu'au cou, la tête eft arrêtée au détroit fupérieur, & réfifte aux efforts que l'on fait pour l'extraire ; en effet l'expérience prouve que dans ces cas on a tenté juf-

conſtat, his in caſibus, ter quaterve induſtam ſolitam forcipem nihil frugis dediſſe.

Quod edoſti recentiores ex tam benefico quantùm póteſt inſtrumento fruſtum percipere cupidi illud elongare conducibile cenſerunt, hujus ergo lacertis unciam unam plùs minùsve addiderunt, intaſto manubrio, & ope hujus additamenti, & in altiori pelvis ſede & in ipſo-met freto ſuperiori caput apprehendere, & in-cuneationem ſolvere ſperarunt. Quod reverà ita ſucceſſit, ut perpauci ſint inter obſtetricantes qui hujus additamenti beneficium non ſint experti.

At ultra metam progreſſi quidam ingenio fervidi, & ſupra fretum ſuperius, id eſt, in ipſomet ſuperiori pelvis cavo etiam apprehendi poſſe caput infantis, aſſerunt, & quidem cum ſucceſſu.

1°. Nemini haſtenus contigiſſe contendo, nemoque verax inficias ibit, proindèque nullâ hic ſucceſſus fulcitur experientiâ.

2°. Si rationem conſulas, patebit meram eſſe ingenii luxuriem hoc placitum; etenim ut poſſit forceps caput amplecti, neceſſe eſt ut fixum ſit ac immotum; porrò caput adhuc in pelvi ſupernâ nullis coercetur finibus, fluſtuat, ut ita dicam, inſtrumentumque fugit.

Inſuper, ſi metieris diſtantiam à vulvâ ad caput in pelvi ſupernâ jacens, oſto ferè uncias

qu'à trois ou quatre fois en vain de le faire avec le forceps ordinaire.

Les accoucheurs de nos jours convaincus de cette vérité, & défirant tirer tout le parti poffible de cet inftrument, ont penfé qu'il feroit important de lui donner plus de longueùr; ils ont donc ajouté un pouce plus ou moins à la partie courbe de l'inftrument, fans rien changer au manche; & au moyen de cette addition, ils fe font flattés de pouvoir faifir la tête enclavée à la partie fupérieure du baffin, & même à fon détroit fupérieur; cette addition a eu tout le fuccès poffible, & il eft peu d'accoucheurs qui ne fe foient convaincus de fon avantage.

D'autres ont été plus loin, ils prétendent qu'on peut réuffir à faifir la tête même au de-là du détroit fupérieur, c'eft-à-dire dans la cavité du grand baffin.

1°. Je foutiens que jufqu'à préfent aucun accoucheur ne l'a fait, & fi on eft de bonne-foi perfonne ne dira le contraire, donc ce procédé n'eft appuyé d'aucune expérience.

2°. Avec un peu de raifonnement on verra que ce précepte eft un pur écart d'imagination. Car pour que l'on puiffe embraffer la tête avec le forceps, il faut qu'elle foit fixe & immobile; or il eft certain que tant que la tête eft dans le grand baffin, elle eft nullement fixe, elle eft pour ainfi dire flottante & fuit l'inftrument.

De plus, fi on mefure la diftance qu'il y a de l'entrée de la vulve à la tête au-deffus du dé-

invenies: porrò ut fatis ad extrahendum caput hujus peripheriæ teneant forcipis lacerti, tres & penè quatuor pollices funt neceffarii ; adde quatuor pollices octo pollicibus, & tunc lacertis duodecim pollicibus opus erit, quod rationi adverfatur.

Præterea dum adhuc extat caput in pelvi fuperiori, quà de ratione illud extrahere tentabis? Quis inconfultus & nimiùm præceps huic operi fe accinget ? nonne fperandum eft nafcituras effe uteri contractiones, proindèque harum auxilio progreffurum effe caput, & fretum fuperius invafurum ? Quæ fi prorfus defit fpes, nonne fatiùs erit, nonne facilius infantem in pedes convertere, & juxta artis leges educere ? fiquidem, ut fupra dictum eft, non datur optio.

Unum denique fupereft difcutiendum, an nova machina, fupra memorata, fit forcipe vulgari præftantior & utilior ?

troit supérieur, on verra qu'elle est d'environ huit pouces ; or personne n'ignore que pour réussir à extraire la tête au moyen du forceps, il faut qu'il y ait près de quatre pouces de l'instrument qui l'embrassent ; ajoutez ces quatre pouces aux huit autres, il faudra donc que les ferres du forceps ayent un pied de longueur, ce qui est déraisonnable !

En outre dans le cas où la tête est encore dans le grand bassin, pourquoi chercher à l'extraire, pourquoi se hâter ? Ne doit-on pas espérer que la matrice entrera en contraction, & que par ce moyen la tête avancera & pourra s'engager dans le détroit supérieur ? Si cela n'arrive point, ne sera-t-il pas plus prudent & plus facile de retourner l'enfant & de l'extraire par les pieds, en suivant les regles de l'art ; puisque comme je l'ai dit, il n'y a point d'alternative (1)!

(1) On pourroit ajouter un raisonnement fort simple à ce que dit notre Auteur contre la nécessité d'aller saisir, avec le forceps, la tête au-dessus du détroit supérieur. Ou le bassin est exactement bien conformé, ou il y a un léger vice de conformation, ou enfin le vice de conformation est considérable. Si le bassin est bien conformé, la tête de l'enfant bien située traversera facilement le détroit supérieur, il n'y a point à en douter ; si le vice est léger, ce sera avec plus de tems et de difficulté ; mais enfin elle parviendra à s'y engager ; si le vice de conformation est considérable ou excessif, il n'est que trop aisé de sentir que l'application du forceps sera non-seulement impossible, mais quand même on réussiroit à l'introduire, et à l'appliquer, il seroit absolument impossible, par son moyen, de faire passer la tête par une ouverture qui lui est entièrement disproportionnée : donc dans ce cas, l'application du forceps seroit inutile ; elle est encore inutile dans les deux premiers que nous avons supposés : donc la proposition d'aller saisir avec le forceps, la tête au-dessus du détroit supérieur est une chimere.

Il me reste enfin à examiner si le nouvel instrument, dont j'ai parlé plus haut, est meilleur & plus utile que le forceps.

C

Parisiis diverſabar anno 1788, per Paſchalia.
Publicis regiæ chirurgorum academiæ comitiis
lætus, & ſitienti aure adfui; animum explerunt
complura quæ audivi, mihi nova, magnique
viſa momenti. At obſtupui, fateor, auribus ac-
cipiens ab uno è magiſtris in arte obſtetriciâ &
commendabili, ſæpe ſæpiùs magnæ molis eſſe
intromiſſas utrinquè forcipis gemellas decuſſare
& unà jungere, imò quandoque impoſſibile.
Fatendum certè non rarò arduam eſſe hanc junctionem, ſed ſi naviter & ad amuſſim immiſſa
fuerit utraque, ſi dextrè inſtes in decuſſandis &
conjungendis lacertis, cum tempore & induſtriâ
conficietur opus; expertos in arte obſtetriciâ
appello, & ſi meam licet in medium proferre
experientiam, in omni caſu ægrè plus minùsve
crura forcipis unà junxiſſe me dejero; qui ergo
impoſſibilem quandoquè junctionem eſſe aſſerit,
errat, qui metuit lymphatico afficitur pavore.

Hac tamen creditâ impoſſibilitate territus
vir humanæ gentis amans, aliud excogitavit inſtrumentum, cujus gemellæ non decuſſatìm junguntur, ſed tantummodò approximantur ope
cochleæ; quod inſtrumentum commodè inſpicere
mihi non licuit, ſed hujus effigiem ad manus ha-
beo, &, ni fallor, ab archetypo decedit effigies;
ſiquidem in illo tria mihi viſa ſunt foramina

Au tems de Paques dernier (1788) j'étois
à Paris ; ne voulant point manquer l'occasion
de m'instruire, je me fis un plaisir d'assister à
la séance publique de l'académie royale de
chirurgie, je fus complettement satisfait de beaucoup de choses que j'y entendis, elles me pa-
rurent nouvelles & importantes ; mais j'avoue
que je fus singulierement étonné d'entendre dire
par un accoucheur recommandable, que très-
souvent on éprouvoit les plus grandes difficultés à croiser & à joindre les branches du forceps ; que même il étoit quelquefois impossible
d'y réussir. Il faut convenir qu'assez souvent cette
jonction présente des difficultés ; mais quand les
deux branches sont introduites avec justesse &
bien placées, si on sçait insister avec adresse &
dextérité, on parvient enfin à les croiser & à
les joindre ensemble ; j'en appelle aux accoucheurs expérimentés, & s'il m'est permis de
citer ma propre expérience, je proteste que
dans tous les cas que la pratique m'a fourni, j'ai
réussi avec plus ou moins de difficultés. C'est
donc une erreur de dire que la chose est quelquefois impossible, c'est donc aussi se laisser
aller à une vaine terreur que de le craindre.

C'est pourtant à cause de cette prétendue
impossibilité, qu'un accoucheur, ami de l'hu-
manité, a imaginé un autre instrument, dont
les branches ne se croisent point, on les rap-
proche simplement au moyen d'une vis. Il ne
m'a pas été possible de le bien examiner, mais
j'en ai la figure entre les mains, & si je ne me
trompe, la copie est différente de l'original,
car j'ai cru voir dans celui-ci trois trous pour
recevoir la vis, & dans la gravure je n'y en

ad recipiendam cochleam in effigie verò unum tantùm apparet. Quid quid id est, disquirendum suspicio an, posito etiam quod reverà in forcipe vulgari tale sit incommodum, nova sit præponenda machina.

Si forcipem vulgarem novamque unà conferas, priores istam non habere partes patebit.

1°. Sæpe sæpiùs evenit ut ægrè intromittantur gemellæ propter resistentiam à capite in pelvi infixo; ut inter caput & ossa possit subrepere forceps, necesse est ut obstetricans, apprehenso manubrii extremo, vectem primi generis efficiat, & patienti animo repetitis conaminibus, gemellas vicissim introducat, quod certè unicè debetur crurum longitudini, quod certè non obtinebit tam curta machina.

2°. Non semper secundùm latera introduci potest forceps, quandoquè una è gemellis posteriùs, una anteriùs plus minùsve pelvim subit; in hoc positu junctas gemellas & fortiter apprehensas, paulatim & methodicis motibus ad opportunum situm revocat chirurgus; cui successui favet quoque crurum longitudo, quod impossibile certè erit, si desint crura, ut desunt in novo instrumento.

apperçois qu’un ; quoiqu’il en foit , je vais examiner , fi en fuppofant qu’il y ait tant de difficultés à croifer & à joindre les branches du forceps ordinaire , on doit lui préférer la nouvelle
invention.

Si on compare enfemble ces deux inftrumens,
on verra que le nouveau ne l’emporte pas fur
l’autre.

1°. Il arrive très-fouvent que l’on a beaucoup
de peine à introduire les branches du forceps ,
à caufe de la réfiftance que préfente la tête de
l’enfant , enclavée dans le baffin ; dans cé cas ,
il eft néceffaire pour faire glifler ces branches
entre la tête & les os du baffin , que l’accoucheur les tienne par leur extrémité , faffe
comme un levier du premier genre , & qu’il les
introduife l’une après l’autre , par des efforts
répétés avec ménagement & en y mettant de
la patience ; le fuccès n’eft dû alors qu’à la longueur des branches , ce qu’on ne pourra certainement pas obtenir avec le nouvel inftrument
dont les branches font fi courtes.

2°. Le forceps ne peut pas toujours être in-
troduit fur les côtés du baffin ; quelquefois l’une
des branches fe porte en avant & l’autre en
arriere plus ou moins ; alors quand on a joint les
branches de l’inftrument , le chirurgien les em-
poigne fortement , & par des mouvemens métho-
diques il le ramène à une fituation convenable.
C’eft encore la longueur des branches qui faci-
lite ce procédé ; cet avantage ne fe rencontre
point avec l’autre inftrument , puifque les branches en font trop courtes , & qu’à proprement
parler , l’inftrument n’a point de branches.

3°. Applicatâ forcipe, junctæ firmiter retinentur gemellæ ope vinculi arctissimè constricti, & utriuſque manus firmâ apprehensione. Quâ non gaudet utilitate nova machina, siquidem omne tollit onus sola cochlea; & si pervicax sit resistentia capitis, cedent lacerti, à se mutuò dimovebuntur, & elabetur caput.

4°. Deniquè ingentes persæpè, propter summum renixum, adhibendæ sunt vires ad extrahendum caput ope forcipis, & enixissimè trahere cogitur obstetricans. Stabiliter tunc teneantur forcipis crura necesse est, quod non ægrè fit, utraque fortiter apprehensis; quod autem fieri non posset, si ob crurum brevitatem collocandis manibus non daretur locus : inferas ergo huic officio impar esse tam gracile, tam exiguam novi instrumenti manubrium.

Nunc ad novam machinam seorsìm attendendum, & quam per se parum sit officiosa videbitur: Nonne 1°. per transennam potest annotari pondere suo moletissimam esse ? unde si diu perduret labor, magnopere defatigabuntur manus chirurgi, quod, abstractâ morâ quæ inde exoriretur, in operando minimi non est momenti.

Insigniori alio notatur vitio novum instrumentum, nempe, si unicum sit ad recipiendam cochleam foramen, ut in tabulâ apparet, in spatio ad minimum unciali vagatur cochlea, suam

3°. Quand le forceps est appliqué, on en fixe solidement les branches avec un lien très-serré, ainsi qu'avec les deux mains qui les empoignent & les tiennent fermes. Ce qui ne peut avoir lieu avec la nouvelle machine, puisque tout l'effort ne porte que sur la vis ; & si la tête offre beaucoup de résistance, les extrémités des serres s'écarteront & elle échappera.

4°. Enfin on a souvent besoin de beaucoup de forces pour extraire la tête avec le forceps, à cause de l'extrême résistance qu'on éprouve; l'accoucheur est quelquefois obligé d'employer tout ce qu'il en a. C'est alors qu'il faut tenir fortement les branches ; ce qu'il seroit impossible de faire s'il n'y avoit point assez de place pour les mains qui doivent empoigner le manche & s'entre aider mutuellement à serrer ; que l'on juge si un manche aussi grêle & aussi court que celui du nouvel instrument pourroit remplir cet objet.

Examinons maintenant le nouvel instrument, sans faire de parallele, & voyons s'il peut-être de quelqu'utilité ; d'abord on peut remarquer en passant, qu'il est fort incommode par sa pesanteur, & que si l'opération dure longtems, les mains du chirurgien se fatigueront extrêmement; ce qui, sans parler du retard qui doit en résulter, ne laisse pas d'être assez important.

On remarque à cet instrument un défaut bien plus essentiel, car s'il n'y a qu'un trou d'environ un poucé de hauteur pour recevoir la vis, ainsi que je l'apperçois dans la gravure; la branche du côté de la tête de la vis sera vacillante, & par-

non tenet defixam gemellam, quæ è contra non poteft non vacillare; malè ergo erit apprehenfum caput.

At quod eft caput rei, fi ardua quandoque eft forcipis junctura, unica caufa eft unius è gemellis vel utriufque, pofitus; quando fcilicet unius vel ambarum axis tranfverfus, lineæ quæ à pelvis parte anteriori ad pofteriorem ducitur, non eft parallelus, id eft, quando una vel utraque quafi fupina cubat versùs os facrum : quo in cafu quid conducet noxum inftrumentum? Ut ejus approximentur gemellæ, abfolutè neceffe eft ut unius cochlea alterius foramini fit directè oppofita; quod impoffibile in cafu fuppofito : ergo dum res fic fe habent, non faciliùs junguntur novi inftrumenti gemellæ, quam decuffabuntur vulgaris forcipis rami.

At, inquies, cum tempore & induftriâ ad fitum opportunum reducentur gemellæ. Quod meritò quoque de forcipe vulgari dicendum, & prorsùs tam aptè collocata non ægrè decuffabitur ac jungetur : non ergo tali vicario opus erit.

Aliunde, pofito etiam quod directè intromiffæ fuerint gemellæ, vel erunt æquilibres, vel claudicabit libella, id eft, una gemella altiùs alterâ penetrabit : fi funt æquilibres, idem ju-

conféquent la tête de l'enfant ne pourra être
bien faifie.

Mais ce qui eft le point effentiel, fi on éprouve
de la difficulté à croifer & joindre le forceps, cela
ne dépend que de la mauvaife fituation de l'une
des branches ou de toutes deux ; quand
leur axe tranfverfal n'eft point parallele au
diametre, antéro-poftérieur du baffin, c'eft-à-
dire, quand l'une ou les deux font comme cou-
chées fur le dos vers le facrum ; à quoi fervira
dans ce cas le nouvel inftrument ? Pour en rap-
procher les branches, il faut néceffairement que
la vis qui traverfe l'une, foit exactement vis-à-
vis l'ouverture de l'autre, ce qui ne peut avoir
lieu dans le cas fuppofé : ainfi dans cet état des
chofes il ne fera pas plus facile de joindre les
branches du nouvel inftrument, que de croifer
celles du forceps ordinaire.

On dira fans doute qu'avec le tems & de la
dextérité on pourra ramener les branches du
nouvel inftrument à une fituation favorable.
Mais on peut dire la même chofe du forceps ordinaire, & on ne peut pas nier que lorfqu'il eft
placé auffi avantageufement, on ne puiffe le
croifer & le joindre facilement ; ainfi le nouvel
inftrument eft inutile pour remplacer l'autre,
on n'en n'a pas befoin.

D'ailleurs, en fuppofant même que les branches ayent été introduites dans une bonne di-
rection ; ou leurs extrémités feront de niveau,
ou elles ne le feront point, c'eft-à-dire que
l'une aura pénétré plus avant que l'autre ; fi

vabit forceps vulgaris, nam quis negabit tam commodè collocatâ forcipe, facili negotio junctionem, ut jam dictum est, futuram.

Si verò gemella una altiùs alterâ penetraverit, & inanes sint ad obtinendam libellam conatus & industria, tunc si sunt, ut in instrumento mihi apparuit plura foramina ad recipiendam cochleam, in inferius vel superius pro renatâ injicienda erit, claudicabunt gemellæ: quod quoque eveniet, si unicum sit foramen, siquidem vel superiùs vel inferiùs posita erit cochlea; tunc inæqualiter apprehensum erit caput, & proindè inæqualiter attrahetur; de compacto non agentes gemellæ caput dimittent, & inanes extrahentur, non sine detrimento.

Vel si non se subducat caput, sic claudicantibus gemellis, una in unam cranii partem agens altera alteram illi non respondentem premens, suâ extremitate vim sibi mutuò non opponent, sibi mutuò non resistent: unde una vel ambæ partem ossis à se pressam affringent, quod facile est judicatu.

Omnibus notum ad extrahendum infantis caput ope forcipis, necessariam conditionem esse, ut inter lacertorum curvaturam apprimè contineatur; quæ si desit conditio, id est, extremis tantùm lacertis astringatur, dum attrahit obstetricans, malè complexum caput se subducit,

elles font de niveau, le nouvel inftrument ne fera pas plus avantageux que le forceps, car comme je viens de le dire, dans ce cas on en croife les branches avec la plus grande facilité.

Mais fi l'une des branches a pénétré plus avant que l'autre, & que ce foit envain que l'on tente de les mettre de niveau; s'il y a plufieurs trous pour recevoir l'extrémité de la vis, comme j'ai cru l'appercevoir, cette vis entrera, ou, dans l'ouverture fupérieure ou dans l'inférieure, felon les circonftances, alors les branches feront inégales (elles feront boiteufes); il en feroit encore de même quand il n'y auroit qu'une ouverture, parce que la vis feroit ou plus haut ou plus bas; alors la tête de l'enfant fera inégalement faifie, on l'attirera inégalement; les branches n'agiffant point de concert lâcheront prife & fortiront à vide, ce qui n'eft point fans danger.

Suppofons même que la tête n'échappe point, les branches étant ainfi inégalement fituées, l'une d'elles preffera une partie du crâne, tandis que l'autre, n'agiffant point à l'oppofite, preffera dans un autre endroit, il n'y aura ni action, ni réfiftance réciproque; ainfi une des branches, & peut-être toutes deux, briferont le crâne à l'endroit où elles le compriment; il eft facile de le préfumer.

Tout le monde fçait que pour extraire l'enfant au moyen du forceps, la condition nécef-faire ou le point effentiel eft que la tête foit bien contenue dans la courbure des branches, car fi elle n'eft prife que par leurs extrémités, elle fera mal embraffée & échappera aux tractions de l'accoucheur; ce qui eft prouvé par

& exit vacua forceps, quod quotidianâ probatur experientiâ. Porro dum claudicant gemellæ, inter utriufque curvaturam non accuratè continetur caput; elabetur ergo.

Præterea, fic claudicantibus gemellis, cavitates in quas debet inferi utrumque caput tranfverfi afferis manubrii, fibi non refpondebunt; unum erit altero fuperius: obliqua ergo erit junctio manubrii cum gemellis, ideòque manca & in operando noxia.

Quæ fupra dicta funt, à priori dijudicata, & tantùmmodo conjecta; & non poffum non timere, quin experientia, fi qua revera deinceps fiat, alia detegat incommoda. Ulteriùs autem non progrediar, & tantùm, falvâ erga virum exiftimatiffimum reverentiâ, dicere liceat, artem obftetriciam novo inftrumento perpaucum locupletari.

Ex doctis, quas in gremio veftro, proceres academici præceptionibus, quantumlicuit ftudio & vigiliis fructum percepi. Per vos profeciffe glorior; operum ergo meorum primitias vobis offerrem, æquum exiftimavi; felicem me exiguum fi benignè acceperitis opufculum, & mentem lætitia perfundet, fi mercede dignum credideritis; quæ mihi merces gloriofius jucundiusque trophæum, mihi erit ftimulus & animum incendet; hancque æternum, credite precor, grati animi & reverentiæ monumentum habebo.

F I N I S.

l'expérience journalière , or fi les branches font inégalement enfoncées, la tête ne fera pas contenue comme elle doit l'être dans la courbure, elle échappera de toute néceffité.

En outre, fi les branches ont pénétré inégalement comme je viens de le dire, les cavités dans lefquelles doivent s'inférer les têtes de la traverfe du manche, ne fe correfpondront point, il y en aura une plus haute que l'autre, leur jonction à ce manche fera oblique, par conféquent gauche, & nuira à l'opération.

Ce que je viens de dire n'eft qu'à *priori*, & peut n'être regardé que comme des conjectures; mais je ne puis m'empêcher de craindre que fi jamais on fait ufage de cet inftrument, l'expérience n'y faffe remarquer d'autres inconvéniens; ainfi je n'irai pas plus loin, mais qu'il me foit permis de dire fans manquer au refpect que je dois à un homme eftimable, que fon nouvel inftrument n'enrichit pas beaucoup l'art des accouchemens.

Je me fuis appliqué, Meffieurs, autant qu'il m'a été poffible pour mettre à profit les fçavantes leçons que j'ai reçues dans vos écoles; je me fais gloire de vous être redevable des connoiffances que j'ai acquifes, & j'ai cru devoir vous en offrir les prémices ; heureux fi vous jettez un regard favorable fur ce foible ouvrage, & je ferai au comble de mes vœux fi vous le jugez digne de récompenfe ; cette récompenfe, qui fera pour moi le trophée le plus glorieux & le plus agréable, excitera mon zèle & mon émulation, & je vous prie de croire que je le regarderai comme un gage éternel de ma reconnoiffance & de mon refpect.

F I N.

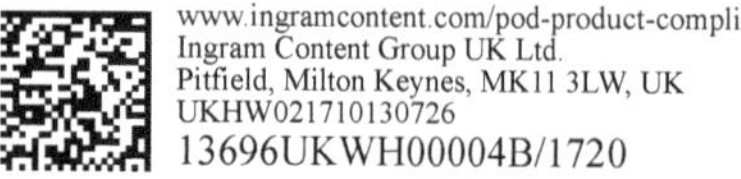